AF578372

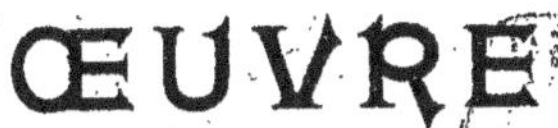

DES

DISPENSAIRES ANTITUBERCULEUX

DE LA

VILLE DE BORDEAUX

1905

BORDEAUX

IMPRIMERIE G. GOUNOUILHOU

11, rue Guiraude, 11

1905

ŒUVRE

DES

DISPENSAIRES ANTITUBERCULEUX

DE LA

VILLE DE BORDEAUX

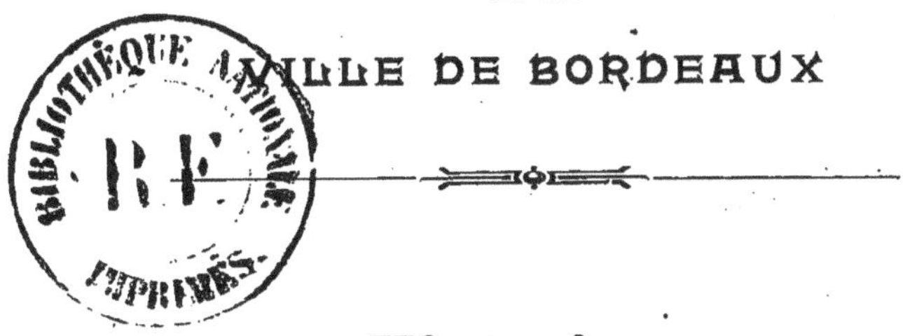

Historique

C'est le 21 février 1903, que le Dr Dupeux, adjoint au maire, délégué à l'Hygiène et à l'Assistance publiques, convoqua dans son cabinet, à l'Hôtel de Ville, ses confrères les docteurs Audouin, de Coquet, Dumur, Gacon, Gautier et Lamarque, à l'effet de leur soumettre son projet de créer à Bordeaux des dispensaires antituberculeux, à l'instar de celui du Dr Calmette, à Lille.

Après une longue et amicale discussion dans laquelle furent envisagés les voies et moyens que le Dr Dupeux se proposait d'employer pour mener son œuvre à bonne fin, tous les confrères présents lui promirent leur concours le plus dévoué. Un Comité directeur fut immédiatement constitué de la façon suivante :

Président	Dr Dupeux.
Vice-Présidents	Dr Gautier et Dr Lamarque.
Secrétaire général. . . .	Dr Gacon.
Secrétaire adjoint. . . .	Dr de Coquet.
Trésorier général. . . .	Dr Audouin.
Trésorier adjoint	Dr Dumur.

Fort de l'appui des confrères qui formaient désormais le Comité directeur, le Dr Dupeux sollicita et obtint le patronage des notabilités bordelaises qui s'intéressent le plus aux œuvres philanthropiques. Il composa comme suit les Comités de patronage :

PRÉSIDENTS D'HONNEUR

S. E. Monseigneur le Cardinal Archevêque de Bordeaux.
MM. le Premier Président de la Cour d'appel.
le Préfet de la Gironde.
le Procureur général près la Cour d'appel.
le Maire de Bordeaux.
le Recteur de l'Académie.
le Président du Consistoire protestant.
le Grand Rabbin du Consistoire israélite.
le Président de la Chambre de commerce.

MEMBRES D'HONNEUR

MM. Dr Armaingaud, président de la Ligue contre la tuberculose, directeur-fondateur du Sanatorium marin d'Arcachon.
Dr Arnozan, professeur à la Faculté de médecine, médecin des hôpitaux.
Ballande, député de la Gironde.
Branet, secrétaire général de la Préfecture.
Bayssellance, ancien maire de Bordeaux.
Cazeaux-Cazalet, député de la Gironde.
Chaumet, député de la Gironde.
Frédéric Cruse, cours du Pavé-des-Chartrons, 57 *bis*.
Henri Cruse, cours du Pavé-des-Chartrons, 57 *bis*.
Albert Decrais, sénateur de la Gironde.
Daney, ancien maire, administrateur des hospices.
Davezac, médecin des hôpitaux.
Dormoy, député de la Gironde.
Firmin Dubosc, administrateur des hospices.
Dr Durand, médecin des hôpitaux, administrateur du Sanatorium girondin.
Gabriel Faure, administrateur des hospices, ancien président de la Chambre de commerce.
Dr Ferré, professeur à la Faculté de médecine, directeur de l'Institut Pasteur.
Dr Gyoux, président du Syndicat girondin des institutions de prévoyance et de mutualité.

MM. Dr Lauga, administrateur du Bureau de bienfaisance.
Lanusse, administrateur des hospices.
Anselme Léon, administrateur du Bureau de bienfaisance.
Dr Masse, professeur à la Faculté de médecine.
Magne, administrateur des hospices.
Marin, secrétaire général de l'Œuvre des enfants abandonnés.
Dr Mauriac, secrétaire général des Ambulances urbaines.
Émile Maurel, administrateur honoraire des hospices.
Dr Moussous, professeur à la Faculté de médecine.
Dr de Nabias, doyen de la Faculté de médecine.
Vicomte de Pelleport-Burète, 8, place du Champ-de-Mars, administrateur général de l'Œuvre bordelaise de l'assistance par le travail.
Dr Picot, professeur à la Faculté de médecine.
Dr Pitres, ancien doyen, professeur à la Faculté de médecine.
Preller, administrateur des hospices.
Henri Rödel, secrétaire général de l'Office central de la charité.
Dr Régis, secrétaire général du Congrès d'assistance.
Dr Rousseau-Saint-Philippe, médecin honoraire des hôpitaux.
Dr Rondot, médecin des hôpitaux.
Dr Solles, médecin honoraire des hôpitaux.
Trarieux, sénateur de la Gironde.
Thounens, sénateur de la Gironde.
Dr Vergely, professeur à la Faculté de médecine.
Vigneau, administrateur du Bureau de bienfaisance.

CONSEIL D'ADMINISTRATION

MM. Dr Dupeux, *président.*
Dr Gautier et Dr H. Lamarque, *vice-présidents.*
Dr Gacon, *secrétaire général.*
Dr de Coquet, *secrétaire adjoint.*
Dr Audouin, *trésorier général.*
Dr Dumur, *trésorier adjoint.*
Dr Ferré, professeur à la Faculté de médecine,
Dr Gentès, professeur agrégé, médecin consultant au dispensaire.
Dr Auché, professeur agrégé, médecin des hôpitaux.
Dr Buard, chef des travaux du laboratoire de médecine expérimentale,
Bouche, adjoint au maire de la ville de Bordeaux.

Une souscription publique fut ouverte en faveur de l'Œuvre. La Ville de Bordeaux céda, pour une période de vingt années, moyennant un loyer annuel de un franc, le terrain sur lequel fut construit, rue François-de-Sourdis, le premier dispensaire. Ce premier dispensaire fut inauguré officiellement le mardi 29 décembre 1903, à dix heures du matin.

Voici le compte rendu que le journal *la France du Sud-Ouest* a donné de cette cérémonie :

INAUGURATION

du Dispensaire Antituberculeux.

Le mardi 22 décembre 1903, à dix heures du matin, a eu lieu l'inauguration. MM. Lénard, procureur général, et Rödel, avocat général, s'étaient fait excuser.

Parmi les personnalités bordelaises présentes, nous citerons M. Branet, secrétaire général, remplaçant M. le préfet; Dr Lande, maire de Bordeaux; Bayssellance, ancien maire; Dr de Nabias, doyen de la Faculté de médecine; professeur Arnozan, Drs Mongour, Durand, Davezac, Audoin, Gentès, Dumur, Gacon, Lamarque, de Coquet, de Lagoanère, Dauriac, Gyoux, etc., etc.

Discours de M. le Dr DUPEUX

Après une minutieuse visite des locaux, M. le Dr Dupeux a pris la parole et a prononcé le discours suivant :

Monsieur le Préfet,
Monsieur le Maire,
Messieurs,

Au nom du Comité directeur de l'Œuvre des dispensaires antituberculeux de la ville de Bordeaux, je vous remercie de l'honneur que vous nous avez fait en vous rendant à notre invitation. Nous sommes heureux et fiers, Messieurs, de vous montrer aujourd'hui le premier dispensaire antituberculeux créé dans notre ville, dispensaire qui complète, selon nous, d'une façon très efficace, notre armement antituberculeux. La lutte contre la tuberculose n'a été engagée d'une manière rationnelle, dans la Gironde, qu'à partir de l'année 1887, c'est-à-dire à l'époque où notre distingué compatriote, M. le Dr Armaingaud, a fondé son sanatorium maritime à Arcachon.

Grâce aux efforts persévérants de ce médecin avisé, de cet homme de cœur et d'action, les enfants malingres et lymphatiques que guette la tuberculose et ceux dont le terrible bacille a déjà envahi les os et les articulations, mais non les bronches et les poumons, reviennent à la santé, après un séjour plus ou moins prolongé au sanatorium de Moulleau.

Un an plus tard, en 1888, un autre ami des enfants, surtout des enfants pauvres, M. Davenne, président de la Société de patronage des écoles laïques d'Arlac et de Solférino, instituait, à l'exemple du pasteur Bion, de Zurich, la première colonie scolaire de vacances. Peu après, d'autres colonies scolaires étaient organisées, et aujourd'hui toutes les écoles publiques de notre ville envoient pendant la belle saison un grand nombre d'enfants anémiés, les uns sur les bords de la mer, les autres dans la plaine ou à la montagne, selon leur tempérament et leur prédisposition morbide. Après un ou deux mois de vie en plein air, ces jeunes écoliers reviennent à leur foyer complètement transformés et ayant fait une assez ample provision de forces pour supporter sans défaillance les dix mois de scolarité réglementaires.

Or, combien de ces enfants tomberaient malades et deviendraient la proie de la tuberculose, sans ce puissant moyen de réconfort qu'est le séjour à la campagne! On ne saurait donc proclamer trop haut les avantages des sanatoriums marins et des colonies scolaires de vacances, œuvres éminemment bienfaisantes, qui, en améliorant la constitution des enfants, préparent ainsi des hommes robustes et utiles à la Société.

Mais il ne suffit pas de garantir l'enfance, il faut aussi préserver l'âge adulte. Voilà pourquoi celui qui a l'honneur de parler aujourd'hui devant vous n'a pas hésité, dès l'année 1898, à prendre l'initiative de la création d'un sanatorium pour les indigents adultes du département. Avec l'aide de quelques philanthropes, au premier rang desquels nous citerons notre confrère M. le Dr Durand, médecin des hôpitaux, une œuvre nouvelle a surgi : « l'Œuvre du Sanatorium girondin. »

Inauguré le 14 octobre 1902, le sanatorium fonctionne avec un plein succès, sous la direction de M. le Dr Gentès, professeur agrégé à la Faculté de médecine, et nous n'attendons plus que les dons importants de généreux concitoyens pour agrandir notre champ d'action.

L'apparition des sanatoriums en France a provoqué dans le corps médical de fréquentes et parfois violentes polémiques, polémiques d'autant plus regrettables, qu'elles ont eu pour conséquence immédiate d'arrêter l'élan des personnes charitables. Il importe de dissiper sur ce point toute équivoque.

Pour certains médecins, dont nous sommes, si les sanatoriums n'existaient pas... il faudrait les inventer. C'est une nécessité qui s'impose, sinon dans un but aussi curatif que quelques statistiques semblent l'établir, du moins dans l'intérêt de certains malades et de leur entourage. Il est une catégorie de tuberculeux, en effet, qui ne guérit qu'au sanatorium, parce qu'au sanatorium seulement ils ont le repos, le bien-être, l'air et la discipline qui conviennent à leur condition et à leur caractère. D'autres médecins exaltent les résultats de la cure libre, du home-sanatorium, à l'exclusion de tout autre traitement. Pour les caractères énergiques, qui se plient aux exigences de leur situation, le home-sanatorium est, nous l'avouons, préférable ; il ajoute, en effet, ce stimulant moral, la vie de famille, auxiliaire si précieux dans les maladies de longue durée. Mais quel médecin ignore que ces malades résolus, exempts de faiblesse, constituent l'infime minorité ? Le home-sanatorium est d'ailleurs très onéreux et n'est accessible qu'aux malades riches. Le dispensaire jouit jusqu'à présent de la faveur inappréciable de planer au-dessus des critiques. Partisans et adversaires des sanatoriums ou des cures libres proclament à l'envi ses bienfaits. Il donne satisfaction aux défenseurs du home-sanatorium, puisqu'il laisse le malade dans sa famille, et il a sur le sanatorium l'avantage de secourir un nombre plus considérable de malheureux, tout en préservant l'entourage des dangers de la contagion, du moins si les mesures prescrites au dispensaire sont scrupuleusement observées.

Qu'est-ce donc qu'un dispensaire? Voici comment s'exprime à ce sujet le professeur Calmette, directeur de l'Institut Pasteur de Lille, qui en émit le premier l'idée :

« Je pense, dit-il, qu'au lieu d'attendre que l'ouvrier tuberculeux aille consulter le médecin et soit acculé au chômage, on devrait ériger en principe la nécessité d'aller à lui et de lui prêter assistance avant même qu'il puisse s'apercevoir qu'il est gravement atteint. Je voudrais qu'on pût dépister chez le malade la tuberculose, tout au début de son évolution et qu'on s'efforçât aussitôt de lui donner les conseils et les soins qui peuvent lui être utiles en le conservant le plus souvent à sa famille et à son milieu. Pour cela on créerait tout d'abord, dans chaque ville, des dispensaires de quartier en nombre suffisant, pour que chaque dispensaire puisse facilement desservir une circonscription déterminée. Le rôle du dispensaire consisterait :

» 1° A se mettre en relation avec tous les chefs ou contremaîtres d'usines ou d'ateliers, et avec tous les établissements occupant des ouvriers protégés par la loi d'assurances contre les accidents.

» 2° A rechercher, grâce aux renseignements fournis par les chefs ou contremaîtres d'usines ou d'ateliers, les ouvriers suspects de tuberculose; à les attirer au dispensaire pour leur donner, aussi souvent qu'ils en auront besoin, des consultations gratuites, des conseils pour leur famille; à leur distribuer, lorsqu'ils seront obligés de suspendre leur travail, des secours en nature ou en espèces, des vêtements, des médicaments.

» 3° Le dispensaire de chaque circonscription devrait immatriculer tous les malades de son ressort, les faire visiter fréquemment à domicile, leur trouver des occupations ou des travaux en rapport avec leurs aptitudes et avec leur état de santé; faire désinfecter leurs logements, toutes les fois que cette opération peut être utile; leur fournir des crachoirs hygiéniques; indiquer comment il faut détruire les crachats, stériliser le linge de corps et les vêtements; donner, en un mot, toutes les instructions nécessaires pour conserver dans les meilleures conditions possible l'hygiène du tuberculeux au domicile et préserver de la contagion ceux qui l'entourent et dont il ne veut ou ne peut se séparer. »

Telles sont les considérations qui ont guidé le Dr Calmette dans l'organisation du dispensaire qu'il a ouvert à Lille, le 1er février 1901; telles sont les considérations qui vont guider les membres directeurs de l'Œuvre des dispensaires antituberculeux de la ville de Bordeaux.

Déjà, en 1901, profitant de notre passage à la division de l'hygiène et de l'assistance publiques, nous avions posé les premiers jalons de cette nouvelle création.

Recourant aux lumières de confrères que passionne l'étude de la tuberculose, MM. Hobbs, Solles et Mongour, auxquels nous devons rendre un public hommage pour leur concours aussi empressé que désintéressé, nous avons établi un service municipal et gratuit d'examen bactériologique des crachats et des liquides provenant des personnes suspectes de tuberculose. Ce service fonctionne depuis le 30 mai 1901, à la satisfaction de tous les médecins. Pour des motifs d'ordre administratif, nous avons rattaché ce service à ceux déjà existants de la vaccine, de la diphtérie, de la rage, etc., et nous l'avons placé sous la savante direction de M. le Dr Ferré, professeur de médecine expérimentale. Notre regret de n'avoir pu conserver nos dévoués collaborateurs de la première heure est adouci par le choix d'un si digne successeur.

Ce service de recherches bactériologiques rend superflue la création d'un laboratoire, d'où économie de temps et d'argent, deux résultats qui ne sont pas à dédaigner. Nous prévoyons dans un avenir prochain, en dehors de la désinfection des habitations et des vêtements, qui nous sera assurée par notre voisine l'usine municipale, le blanchissage du linge de corps, des draps de lit, etc. Mais, en attendant que nous disposions des sommes suffisantes, nous nous contenterons de faire le plus de bien possible avec nos faibles ressources. Nous avons confiance dans l'avenir de notre œuvre, parce que nous connaissons les sentiments généreux de la population bordelaise. Nous n'en voulons pour preuve que les encouragements qui nous parviennent de toutes parts.

En effet, à peine avions-nous fait entrevoir à MM. les membres du Conseil municipal les avantages d'un dispensaire, qu'ils votaient pour l'année 1902 une subvention de 600 francs, portée en 1903 à 1,500 francs. Ce crédit a été maintenu au budget de l'année 1904. Nous avons demandé à la Ville de nous céder sur son domaine le terrain nécessaire à la construction de ce dispensaire, et, dès le 3 août dernier, par une délibération prise en séance publique du Conseil, à l'unanimité des membres présents, cette cession nous était accordée. Nous ne saurions trop remercier M. le Maire et MM. les Membres du Conseil municipal pour cette marque de sympathie. Nous devons une mention particulière à M. Bouche, adjoint au maire, délégué à l'architecture, qui s'est empressé de mettre à notre disposition M. l'Architecte de la Ville et son personnel. C'est grâce à ces zélés collaborateurs et aussi grâce à l'obligeance de M. Camelle que nous avons pu, malgré la rigueur de la saison, achever cette modeste construction.

En prenant l'initiative de l'Œuvre des dispensaires antituberculeux, nous avions conscience de la difficulté de notre tâche. Mais nous comptions sur l'appui moral des hauts fonctionnaires, des grands négociants et des philanthropes de notre ville, pour nous donner auprès du public l'influence qui nous faisait défaut. Ce n'est pas en vain que nous avons sollicité ces puissants concours. Toutes les personnes qualifiées pour stimuler la charité publique ont répondu à notre appel avec un empressement qui nous a vivement touché.

Nous sommes heureux de pouvoir aujourd'hui remercier MM. les Présidents d'honneur et MM. les Membres d'honneur de leur précieux patronage. Personne n'ignore à notre époque le rôle important joué par la presse dans le développement des œuvres d'assistance. Est-il besoin de dire que la presse bordelaise n'a pas hésité à seconder nos efforts?

Parlerons-nous maintenant de la charité bordelaise? A peine avions-nous manifesté notre intention de fonder un dispensaire, qu'un homme dont le nom est aimé et vénéré de tous, nous écrivait pour nous affermir dans notre projet, « convaincu, disait-il, que les bonnes volontés et les concours ne nous feraient pas défaut. »

Quelque temps après, il nous envoyait 7,500 francs pour subvenir aux premiers frais. Nous aurions été heureux de donner à ce premier dispensaire le nom de son véritable fondateur. Mais, par un sentiment de délicatesse que nous ne saurions trop admirer, le généreux anonyme désire garder l'anonymat.

La Chambre de commerce de Bordeaux a, elle aussi, compris la haute portée sociale de notre entreprise, et M. le Président de la Chambre de commerce nous informait, le 7 décembre, qu'une souscription annuelle de 100 fr. était votée en notre faveur.

Nous ne terminerons pas ce rapide exposé sans adresser un remerciement spécial à M. le Dr Gentès, médecin traitant au Sanatorium girondin. M. le Dr Gentès met, en effet, à notre disposition sa compétence éprouvée de phtisiothérapeute, et assure lui-même le service des consultations au dispensaire. Il prouve ainsi que dispensaire et sanatorium, loin d'être antagonistes, se complètent l'un l'autre.

A présent, Messieurs, vous connaissez notre but. Ainsi que nous vous l'avons déjà dit, le dispensaire est une œuvre de thérapeutique, mais surtout une œuvre de prophylaxie. Or, vous n'avez pas oublié le vieil adage : « Mieux vaut prévenir que combattre. » Le dispensaire se propose avant tout de prévenir la tuberculose. En face de ce fléau, qui frappe également toutes les classes de la société, pourrions-nous rester indifférents? Pauvres et riches ont intérêt à le combattre. Élevons donc nos esprits et nos cœurs à la hauteur de notre tâche. Poursuivons sans cesse l'ennemi commun pour la famille, pour la patrie, pour l'humanité.

C'est par de chaleureux applaudissements que ce discours a été accueilli, et M. le Dr Dupeux a reçu les cordiales félicitations de l'auditoire.

M. Branet, secrétaire général de la préfecture, a, lui aussi, été fort applaudi, quand, dans une courte mais éloquente allocution, il a, au nom du gouvernement de la République, félicité le Dr Dupeux et ses collaborateurs du succès de leur œuvre.

« Et maintenant, a dit M. Branet en terminant, il me reste à exprimer un vœu, c'est d'assister bientôt à l'inauguration, dans notre ville, d'un deuxième dispensaire antituberculeux. »

M. le Dr Lande a ensuite pris la parole. Il a montré ce que pouvaient le sanatorium et le dispensaire au point de vue de l'éducation sociale et de la préservation des masses populaires.

« Dans cette œuvre, a-t-il ajouté, vous pouvez compter sur le concours absolu de la Ville et de son maire. »

M. de Nabias, l'éminent doyen de la Faculté de médecine, a donné à M. le Dr Dupeux et à ses collaborateurs l'assurance des vives sympathies de tout le corps médical bordelais qui, toujours fidèle à ses généreuses traditions, apportera au dispensaire antituberculeux le concours de sa science et de son dévouement.

Qu'il nous soit permis, en terminant ce compte rendu, d'exprimer l'espoir que la charité bordelaise saura largement contribuer à la prospérité du dispensaire antituberculeux de la rue François-de-Sourdis.

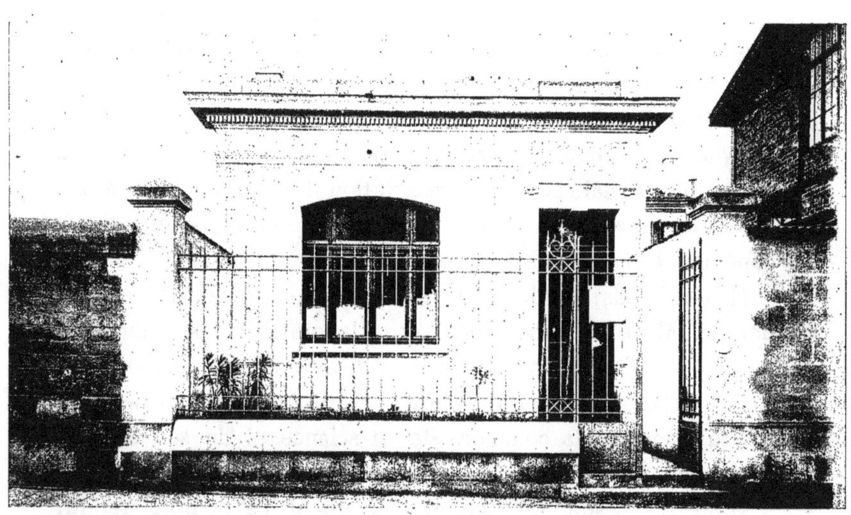

Façade du Dispensaire de la rue François-de-Sourdis.

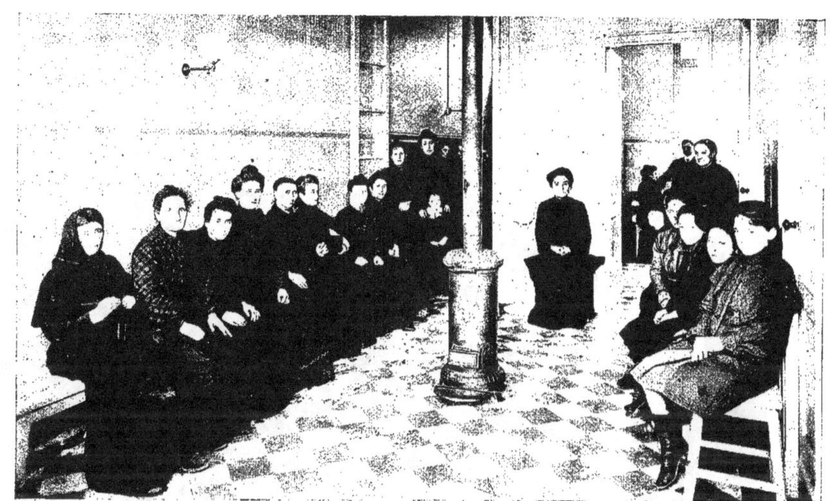

Salle d'attente,

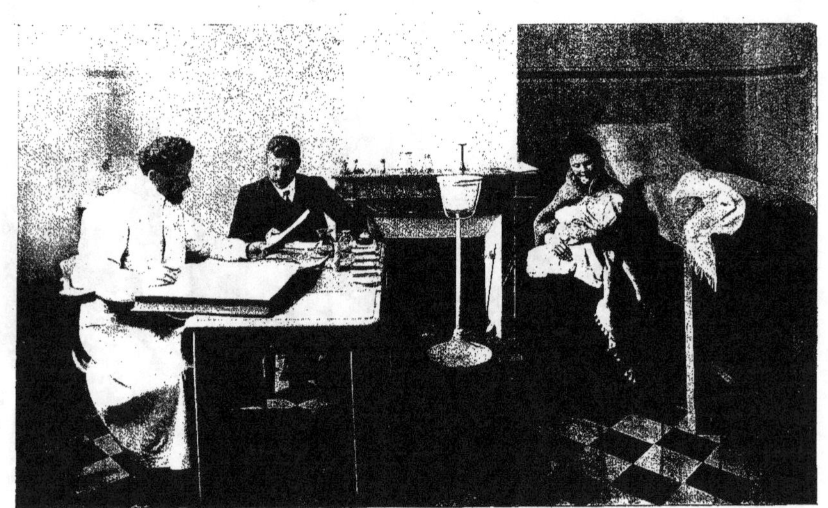

Cabinet de Consultations,

RAPPORT

présenté par M. le Dr GACON, secrétaire général, à l'Assemblée générale du 16 mai 1904.

Messieurs,

Au début de l'année 1903, poursuivant sa lutte contre la tuberculose, M. Dupeux, après avoir étudié l'organisation de l'œuvre des dispensaires antituberculeux existant dans quelques villes de France, nous réunissait autour de lui pour jeter en commun les bases d'une organisation semblable destinée à fonctionner dans notre ville.

Un Comité directeur était immédiatement formé, ayant à sa tête le promoteur de l'œuvre, et, après avoir décidé de faire appel à la charité publique, d'intéresser à notre projet les pouvoirs publics, constitué un comité de patronage et un comité technique, l'œuvre des dispensaires ouvrait, sans plus attendre, une souscription, aidée de la presse bordelaise dont nous avions sollicité le concours. Les fonds nécessaires à la construction du premier établissement étaient assez promptement réunis. Avec ces ressources, l'appui financier de M. F. Cruse dont la générosité et la modestie sont au-dessus de tout éloge, l'établissement du premier dispensaire fut commencé sur un terrain que nous concéda, pour une location minime, la Ville de Bordeaux. Et le 29 décembre dernier nous inaugurions le local de la rue François-de-Sourdis.

Cette cérémonie fut à la fois simple et grandiose; y assistaient : M. le Préfet de la Gironde, représenté par M. Branet, secrétaire général; M. le Dr Lande, maire de Bordeaux; M. de Nabias, doyen de la Faculté de médecine; M. le Dr Durand, secrétaire général du Sanatorium girondin; M. le Dr Arnozan, professeur à la Faculté de médecine; M. Preller, administrateur des hospices; M. Bayssellance, ancien maire de Bordeaux, et plusieurs autres notabilités bordelaises. M. le Dr Dupeux, entouré des membres du Comité directeur, fit solennellement l'ouverture, et dès les premiers jours de février 1904 les consultations y ont été données régulièrement deux fois par semaine par M. le Dr Gentès, qui a bien voulu assumer gracieusement cette responsabilité. Qu'il nous soit permis, au nom du Comité directeur, de lui adresser nos plus sincères remerciements. L'institution fonctionne librement, et grâce à la surveillance effective d'une inspection sévère, aucun abus n'a été jusqu'à ce jour signalé. Mais là ne s'arrête pas notre initiative. Nous caressons des projets plus vastes, nous voulons répandre les bienfaits de notre institution, et organiser des dispensaires dans plusieurs cantons de la ville.

Ce programme que nous nous sommes tracé aura bientôt sa réalisation, si les pouvoirs publics veulent bien favoriser nos efforts. Notre Président va poursuivre la reconnaissance d'utilité publique, et cette déclaration nous permettra de recevoir des legs et de posséder. Par suite nous serons mieux armés pour lutter contre le péril tuberculeux, arracher à la mort des milliers d'existences, et poursuivre le but social de protection et de préservation de la santé publique. C'est pourquoi nous nous adressons à toutes les bonnes volontés, à tous ceux dont la sollicitude inquiète doit songer à l'avenir du pays, et que nous voulons protéger contre le fléau de la tuberculose.

Nous faisons appel à tous les hommes de cœur capables de comprendre la portée sociale de l'œuvre des dispensaires, et nous les convions tous à nous aider dans la mesure de leurs ressources et de leurs forces.

COMPTE RENDU MÉDICAL

de M. le Dr GENTÈS, professeur agrégé, médecin consultant du Dispensaire.

Bien qu'encore à ses débuts, l'œuvre des dispensaires antituberculeux a déjà rendu des services qui montrent qu'elle répondait à un besoin pressant.

Encore réduite à un seul établissement pour la ville de Bordeaux, ne réalisant pas tout à fait le type Calmette puisque le service de désinfection du linge fait encore défaut, elle a eu cependant sa part dans la lutte antituberculeuse organisée dans le Sud-Ouest.

Le dispensaire ne fournit pas de médicaments et le médecin qui y est attaché ne fait jamais d'ordonnances. Dans ces conditions, les malades restent soumis aux soins et à la surveillance des médecins du Bureau de bienfaisance dont la plupart font partie. L'Œuvre se charge de l'assistance alimentaire du tuberculeux par la distribution hebdomadaire de bons de viande de bœuf et de cheval, de lait, d'œufs. Exceptionnellement, des secours de loyer sont accordés aux plus nécessiteux ou à ceux pour lesquels un changement d'habitation a été reconnu nécessaire.

Des crachoirs de poche et de nuit sont distribués largement et gratuitement, avec le lysol nécessaire à leur désinfection.

Pour apprécier les résultats obtenus, il est bon d'examiner successivement quelle a été l'activité des consultations au dispensaire et surtout les effets observés chez les malades assistés.

Mouvement du Dispensaire du 1er Juillet 1904 au 30 Juin 1905.

	HOMMES					FEMMES				
	Assistés	Bons de 500gr bœuf	Bons de 500gr cheval	Bons de 1 litre lait	Bons d'œufs par 12	Assistées	Bons de 500gr bœuf	Bons de 500gr cheval	Bons de 1 litre lait	Bons d'œufs par 12
Juillet ...	27	123	102	164	70	25	167	88	180	92
Août.....	28	134	110	179	57	28	166	98	267	89
Septembre	20	125	102	179	66	22	151	91	225	89
Octobre ..	19	142	100	195	77	30	146	102	220	69
Novembre	18	110	68	138	54	30	140	97	219	66
Décembre.	22	131	92	135	45	24	163	115	240	74
Janvier...	20	78	68	162	44	23	140	80	120	62
Février...	22	100	84	168	48	23	114	84	176	52
Mars	23	100	92	176	48	27	165	134	200	70
Avril.....	22	96	88	172	44	28	140	112	212	104
Mai	27	106	102	152	49	27	96	70	162	42 ½
Juin	25	78	72	144	38 ½	25	155	105	160	70
Totaux...	274	1 321	1 080	1 966	640 ½	312	1 741	1 176	2 381	879 ½

Sur 274 hommes examinés durant cet exercice (1er juillet 1904 au 30 juin 1905), 69 ont été reconnus tuberculeux.
Enfants au-dessous de 15 ans : 9.

Sur 312 femmes examinées, 75 ont été reconnues tuberculeuses durant cet exercice.
Enf. de moins de 15 ans : 13.

Lorsqu'on examine le tableau précédent, on est frappé de la disproportion qui existe entre le nombre des consultants et celui des assistés.

Cela tient, tout d'abord, à ce qu'un certain nombre de malades qui n'ont pas besoin d'aide matérielle, viennent au dispensaire pour être fixés sur leur état.

Il arrive aussi fréquemment, que lorsqu'un malade a été reconnu tuberculeux, tous les membres de sa famille sont examinés sur leur demande ou sur l'avis du médecin.

Pour un certain nombre de sujets, l'enquête faite par le visiteur est défavorable, et le dispensaire est obligé de refuser l'assistance.

Enfin, et surtout, les secours en nature fournis par le dispensaire lui attirent la clientèle de malades divers, hémiplégiques, emphysémateux, cardiaques, ou de gens simplement âgés qui sont autant que les tuberculeux dans l'impossibilité de gagner leur vie, mais qui, d'après le but même de l'Œuvre, doivent être éliminés sans pitié.

Une autre remarque qui s'impose est relative au nombre des malades retenus pour l'assistance. Le nombre de 274 pour les hommes, par exemple, est au delà de la vérité : cela tient simplement à ce qu'un même malade est habituellement assisté pendant plusieurs mois de suite et qu'il entre par conséquent plusieurs fois en ligne de compte.

Le chiffre réel des tuberculeux assistés par le dispensaire depuis sa fondation est exactement de 60 hommes et de 75 femmes.

Résultats au point de vue curatif.

Il est intéressant de rechercher ce que sont devenus les malades assistés par le Dispensaire. Or, leur sort dépendra avant tout de l'état dans lequel ils se trouvaient quand ils sont venus réclamer des secours. Aussi, est-il nécessaire de les diviser en trois catégories correspondant aux trois degrés de leur affection.

HOMMES ASSISTÉS : 60			FEMMES ASSISTÉES : 75		
1er DEGRÉ	2e DEGRÉ	3e DEGRÉ	1er DEGRÉ	2e DEGRÉ	3e DEGRÉ
6	42	12	19	44	12

A. HOMMES					*B.* FEMMES				
	MORTS	VIVANTS				MORTES	VIVANTES		
		AMÉLIORÉS	STATIONNAIRES	AGGRAVÉS			AMÉLIORÉES	STATIONNAIRES	AGGRAVÉES
1er degré : 6	0	6	»	»	1er degré : 19	0	11	8	»
2e degré : 42	8	12	19	3	2e degré : 44	6	3	24	11
3e degré : 12	10	»	2	»	3e degré : 12	7	»	3	2

Dans les tableaux qui précèdent, il n'est jamais question de guérison. Cependant, parmi les malades indiqués comme améliorés, il en est chez lesquels tous les signes de tuberculose ont disparu et qui ont recouvré intégralement leur capacité de travail. Ce qui nous empêche d'admettre leur guérison réelle et définitive, c'est la date encore trop récente de leur guérison apparente.

Les résultats indiqués plus haut montrent qu'un nombre relativement considérable de malades sont morts et que l'état de beaucoup doit être considéré comme stationnaire. Ceux qui ont retiré de l'assistance un réel bénéfice ne constituent presque que l'exception. Ce fait, d'ailleurs facile à prévoir, nous paraît avoir trois raisons principales.

Tout d'abord, les tuberculeux ne viennent, en règle générale, au dispensaire que lorsqu'ils ont épuisé leurs ressources et que leur affection a déjà fait des progrès considérables.

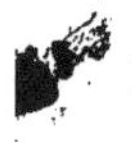

Certains d'entre eux n'ont eu la force de se rendre à la visite qu'une seule fois; ils se sont ensuite alités jusqu'à leur mort. Exceptionnellement même, le médecin est allé voir à domicile des malades incapables de se déplacer.

En second lieu, l'assistance matérielle donnée par le dispensaire ne peut guère être complète; la ration hebdomadaire n'est pas suffisante pour assurer la suralimentation, d'autant plus que malgré toutes les recommandations du médecin et la vigilance du visiteur, le malade n'est pas toujours seul à profiter des secours qui lui sont fournis. Dans certaines familles très nécessiteuses, le tuberculeux doit être obligé de partager les aliments qui lui ont été donnés.

Enfin, le malheureux continue le plus souvent à habiter le milieu dans lequel il est tombé malade. Cependant, le médecin conseille, et le visiteur fait exécuter un certain nombre de prescriptions qui permettent au malade, s'il est docile, de réaliser presque la cure higiéno-diététique. Le tuberculeux auquel on donne une preuve matérielle de l'intérêt qu'on lui porte, comprend peu à peu l'importance de l'aération de ses appartements et du repos complet. Mais, à notre avis, le but que doit poursuivre le dispensaire, c'est moins la guérison des malheureux qu'il assiste, que la préservation de ceux au contact desquels ils vivent.

Résultats au point de vue prophylactique.

Il est difficile d'apporter ici des chiffres, car la plupart des faits échappent à l'observation directe. Cependant, les considérations qui vont suivre montrent quel puissant organe de prophylaxie peut et doit être le dispensaire.

Quand un malade est reconnu atteint de tuberculose ouverte, avant même que le diagnostic bactériologique que fait avec tant de complaisance et de dévouement M. le professeur agrégé Auché soit connu, le premier soin du médecin est de lui fournir deux crachoirs, l'un de poche, l'autre de nuit, avec le liquide antiseptique nécessaire. On fait comprendre au malade et aux personnes qui l'accompagnent, qu'à partir de ce moment il n'existe plus aucune raison pour qu'il crache par terre. On tend ainsi à écarter, dans la mesure du possible, la contagion familiale et sociale. Cette suggestion orale, d'ailleurs souvent répétée, est complétée par la lecture d'une brochure que le malade emporte pour lui et son entourage, et dans laquelle M. le Dr Dupeux, président de l'œuvre, expose les moyens d'éviter la tuberculose. On s'assure que cette condition essentielle d'expectorer dans les crachoirs est observée, par les visites imprévues du visiteur et aussi en demandant très souvent aux malades qui viennent chercher leurs bons, de montrer leur crachoir de poche. D'ailleurs il est bien spécifié que l'assistance qu'on accorde au tuberculeux dépend de sa docilité aux prescriptions qui lui ont été faites. Dans les très rares cas où elle a été nécessaire, on n'a pas hésité à supprimer complètement tout secours.

Pour montrer que le dispensaire remplit sur ce point largement son but, nous nous permettrons de citer les chiffres suivants :

Depuis sa fondation, cependant toute récente, il a été distribué 886 crachoirs de poche, 895 crachoirs de nuit.

La prophylaxie familiale est encore rendue possible par les précautions que l'on fait prendre au malade et que ses proches, cependant les premiers intéressés, négligent parce qu'ils les ignorent. A partir du jour où il sera venu au dispensaire, le tuberculeux couchera seul dans une chambre qui ne sera plus calfeutrée : il aura des ustensiles de cuisine pour son usage exclusif ; il recueillera enfin tous ses crachats parce qu'il connaît lui-même et qu'on n'ignore plus autour de lui leur pouvoir nocif.

Il est de règle, dans les dispensaires, qu'on assiste un malade d'autant plus qu'il est moins atteint. On poursuit ainsi un but curatif et le tuberculeux avancé est abandonné à son malheureux sort parce que tout est devenu inutile. Or, au point de vue prophylactique, ce sont là les malades les plus dangereux. Si on ne vient pas à leur secours d'une façon tangible, on n'a pas de prise sur eux pour leur faire observer les mesures prophylactiques qu'on leur conseille. C'est pour cette raison qu'au dispensaire antituberculeux de Bordeaux ils sont traités comme leurs compagnons moins atteints.

Quand un malade assisté succombe, la désinfection de son habitation est assurée par l'usine municipale sur l'avis du dispensaire. Celui-ci montre ainsi son but avant tout prophylactique, puisqu'il prend les mesures nécessaires pour que la contagion ne puisse pas s'exercer après la mort du tuberculeux.

Enfin, ce rôle de préservation est complété par l'examen médical des membres de la famille du tuberculeux. Il est ainsi possible de prévenir les proches des dangers qui les menacent au début de l'affection qu'il est encore temps de soigner.

A un autre point de vue, le dispensaire peut être un petit centre d'études sur la tuberculose. Les observations complètes y sont en effet prises ou bien sans but immédiat, pour recueillir des documents qui seront utilisables plus tard, ou bien pour un travail déterminé, tel qu'une thèse.

D'après ce qui précède on voit combien nous avions raison de dire au début que la création du dispensaire antituberculeux de la ville de Bordeaux a comblé une lacune et répondait à un réel besoin.

SITUATION FINANCIÈRE (1903-1904)

Arrêtée au 16 mai 1904
et présentée par M. le Dr AUDOUIN, trésorier général.

MESSIEURS,

Lorsque notre confrère et ami Dupeux nous fit part, il y a un peu plus d'un an, de son intention de faire à Bordeaux ce que le Dr Calmette avait fait à Lille, avec tant de succès, c'est-à-dire de doter notre ville de dispensaires antituberculeux, j'admirai son énergie, la générosité de son cœur, ces deux qualités admirables qu'il possède développées au plus haut degré et qui nous ont déjà valu le Sanatorium de Pessac. Mais je me demandai si les difficultés à surmonter ne seraient pas au-dessus de ses forces, et si, en particulier, les ressources financières indispensables pourraient être réalisées.

Le compte rendu financier que je vais vous présenter de notre première année d'exercice, va vous montrer que mes appréhensions étaient vaines et qu'à Bordeaux, quand il s'agit de misères à soulager et surtout de fléaux à combattre, il n'y a qu'à vouloir pour réussir.

L'ardeur de notre président, sa ténacité dans la lutte qu'il a entreprise contre la tuberculose sont bien connues de notre population, et il a suffi qu'il se mît à la tête de notre nouvelle œuvre pour qu'un généreux philanthrope vînt immédiatement lui apporter des encouragements et — ce qui est plus rare — l'aide de sa bourse, et pour qu'ensuite notre agent collecteur, M. Talet, trouvât partout bon accueil et, presque toujours, un peu de ce nerf de la guerre dont nous avons tant besoin pour le bien que nous voulons faire.

Permettez à votre trésorier, dont le principal souci est de voir sa caisse toujours bien remplie, de remercier tous ceux qui nous ont donné peu ou prou : les modestes travailleurs comme les riches rentiers, les industriels, les négociants ; les administrations comme la Chambre de commerce ; les corporations comme le Syndicat des employés de commerce, etc., et, d'une manière particulière, la Ville de Bordeaux, à qui nous devons le terrain sur lequel est bâti notre premier dispensaire et une première subvention généreuse.

Merci donc à nos premiers souscripteurs, et souhaitons que leur exemple soit suivi, car la lutte antituberculeuse est une nécessité sociale devant laquelle personne ne noit rester indifférent.

RECETTES.

Premier versement de M. F. Cruse . . . . F.	1,000	»
Deuxième — —	6,500	»
Souscriptions recueillies par M. Talet (de mai 1903 à avril 1904)	7,227	40
Bénéfices nets de la première Tombola	20,278	20
Intérêts pour 1903 des sommes déposées en compte courant au Crédit Lyonnais	16	60
Boni résultant d'une différence entre la somme donnée à M. Laroche, enquêteur, pour le paiement des frais de concession d'eau et le montant du reçu délivré par la Ville	2	95
Première subvention de la Ville	890	50
TOTAL. . . . . F.	35,915	65

DÉPENSES

Compte Talet, collecteur (12 mois de traitement et frais divers) . . . . F.	1,332	95
Compte de M. Laroche, enquêteur (4 mois de traitement de janvier à avril et étrennes)	420	»
Construction du Dispensaire :		
Bellineau, charpentier.	717	86
Nèguelouart, menuisier	517	84
Amblard, maçon.	3,330	62
A reporter. . . F.	8,892	40

Report. . . F.	8,892 40
Pinel, plâtrier.	373 13
L'Huillier, couvreur	505 25
Hugues, serrurier	694 75
Installation du Dispensaire :	
Drouhin (installation sanitaire)	34 40
Frais de concession d'eau de la Ville	35 86
Meubles divers de la Maison Dorée.	510 »
Crachoirs par M. Saint-Martin.	88 »
Une bascule (Juin)	90 »
Lingerie (Béronneau).	19 90
Tuyaux de caoutchouc (Chevrier)	15 »
Plaques en émail et tampons (Gautier et Leroy) . . .	35 30
Table à examen (M. Bretagnolle).	49 »
Fournitures diverses de la maison Gounouilhou	736 50
Diverses notes de la Compagnie du Gaz	75 90
Fournitures diverses par la concierge	34 85
Frais divers par M. le président Dr Dupeux	96 50
Fournitures diverses procurées par M. Laroche.	20 35
Appointements de la concierge (1er trimestre 1904 et 10 francs de gratification pour décembre 1903) . . .	35 »
Secours de loyer à divers.	50 »
Bons de viande (146 fr.), d'œufs (47 fr. 30), de lait (37 fr. 50).	230 80
Total. . . . . .F.	10,049 76

Différence entre les dépenses et les recettes. . . . . .F. 25,865 89

Au 16 mai 1904, la somme déposée au Crédit Lyonnais était de 25,232 fr. 85, et la somme en caisse était de 633 fr. 04.

LISTE DES SOUSCRIPTIONS

A partir de 5 fr., recueillies jusqu'au 30 avril 1905.

La famille Cruse, nég[ts] en vins, 123, quai des Chartrons . . F. 7,500
La *Gironde* et la *Petite Gironde*, rue de Cheverus. 250
A. de Luze et fils, négociants, 88, quai des Chartrons 200
Charles Gaden et Klipsch, nég[ts] en vins, 24, c. de la Martinique. 200
Barton et Guestier, nég[ts] en vins, 41, c. du Pavé-des-Chartrons. 200
Eschenauer et Ce, nég[ts] en vins, 42, allée de Boutaut. 200
J. Calvet et Ce, nég[ts] en vins, 75, cours du Médoc 200
Chambre de commerce de Bordeaux. 200
Octave Dupuy, nég[t] en vins, consul de Perse, 13, q. de Brienne. 150
Victor Cousteau, nég[t] en vins, 3, rue Lafaurie-de-Monbadon . . 150
A. Lalande et Ce, négociants en vins, 94, quai des Chartrons . . 150
Ed. Kressmann, négociant en vins, 17, rue Vauban 150
Abribat, Cordes, Bordes et Ce, raffineurs, 130, rue Achard . . . 150
Maurel Émile, armateur, 7, rue d'Orléans 140
J. Fosse et Ce, drog. et chocolaterie, 84, r. du Pas-St-Georges. . 130
Maurel frères, armateurs, 3, cours de Gourgue 125
L.-H. Preller, négociant en vins, 5, cours de Gourgue. 120
Matéo Petit père, rentier, 9, rue de Grassi 110
B. Gairard fils, négociant en bois, 74, cours Saint-Louis 110
Prom et Ce, négociants en vins, 22, rue Boudet. 105
Mgr Lecot, cardinal-archevêque de Bordeaux, 17 *bis*, rue Vital-
Carles. 100
J. Brandenburg, négociant en vins, 90, quai des Chartrons. . . 100
Schröder et Schyler et Ce, nég[ts] en vins, 97, q. des Chartrons . 100
Honoré Picon et Ce, distillateurs, 5, rue Serr 100
L. Rosenheim et fils, nég[ts] en vins, 133, quai des Chartrons . . 100
Syndicat de la Boucherie, 32, rue du Pont-de-la-Mousque . . . 100
Dr Dupeux, 131, rue de Pessac. 100
Tastet et Lawton, nég[ts] en vins, 60, quai des Chartrons. 95
Anglade et Ce, négociants en vins, 82, cours Balguerie. 80
Mme François de Luze, rentière, 27, c. du Jardin-Public 75
H. Frugès, raffineur, 213, rue Saint-Genès 70
Mestrezat et Ce, nég[ts] en vins, 17, cours de la Martinique. . . . 70

Georges de Buhan, rentier, 10, cours du Chapeau-Rouge. . . . 70
Ve H. Jay, rentière, 95, rue Croix-de-Seguey 60
Labadie, négociant en vins, 19, cours du Chapeau-Rouge . . . 60
Grands Magasins des Nouvelles Galeries, 56, r. Ste-Catherine . . 60
Gabriel Faure, armateur, 17, quai Louis-XVIII 60
Rödel fils frères, négts cons. aliment., 37, r. du Jardin-Public. . 55
Ch. Lutaud, préfet de la Gironde 50
Richard et Muller, négts en vins, 87, quai de Paludate 50
J. Latrille fils, négociant en vins, 20, quai de Brienne 50
E.-M. Tessandier, trésorier-payeur génal, r. Guillaume-Brochon. 50
Henri Gaden et Ce, négociants en vins, 7, cours du Médoc . . . 50
Dr Picot père, 25, rue Ferrère 45
A. Ballande, armat., député de la Gironde, 15, pl. Pey-Berland. 40
Dr Arnozan, 27 *bis*, cours du Pavé-des-Chartrons 40
H. Nozières, rept biscuit LU, 49, rue de Pessac 40
A. Luther, négociant en vins, 26, cours du Pavé-des-Chartrons . 40
Théodore Tastet, directr de la Société financière La Bordelaise, 40, cours du Chapeau-Rouge 40
Allez frères, négt en quincaillerie, 14, allées de Tourny 40
A. Grassin et fils, Grands Magasins des 4 Frères, 26, r. St-James. 40
Chambre synd. des Empl. de Comm., 8, rue des Trois-Conils . 40
Mme A. Seguin, Dentifrice des PP. Bénédictins, 106, rue Croix-de-Seguey. 40
Mme Léon Prom, rentière, 25, cours du Jardin-Public 40
Devès et Chaumet, armateurs, 44, rue Ferrère 40
Messageries Maritimes, 20, allées d'Orléans 40
Émile Faugère, ingénieur, 41, rue Vital-Carles 40
E. Charmet et Ce, négociants, cuirs, peaux, 49, rue Ligier. . . 40
Ve Sintonger, rentière, 54, rue des Retaillons. 40
Ve J. Cinto, rentière, 32, place Gambetta 40
Grüber et Ce, Grande Taverne, 15, allées de Tourny. 40
Dr Armaingaud, 55, rue Fondaudège 30
Mme Ve Ch. Rodrigue, rentière, 67, cours Victor-Hugo. 30
Dr Pitres, 119, cours d'Alsace-et-Lorraine. 30
Durand, à Nantes (Loire-Inférieure). 30
Fenaille et Despaux, négts en pétroles, 118, c. d'Alsace-et-Lorraine. 30
Lénard, procureur général, 167, boulevard de Caudéran. . . . 30
Dr Lande, ancien maire, 34, place Gambetta 30
Alfred Daney, maire de Bordeaux, 36, r. de La Rousselle. . . . 30
E.-D. Baour, négociant-armateur, 3, c. du Chapeau-Rouge . . 30
Guillon frère aîné, négt en vins, 61, cours du Médoc. 25
Bernard frères et Laurent, fabts d'alcools, 192, rue Achard. . . 25
Dr R. Saint-Philippe, 53, cours du Pavé-des-Chartrons. 25

Roudel et Duplessis, pharmaciens, 206, cours Saint-Jean 25
Dr Gautier, 2, rue Fourteau, à La Bastide 25
Dr Pousson, 10, cours de Gourgue. 25
Henri Rödel, substitut du Procureur général, 1, rue de Condé . 25
Gaston Papin, négociant en vins, 50, rue d'Eysines 25
Dr de Coquet, 106, quai des Chartrons. 25
Dr Durand, 7, rue de Grassi. 20
Lagache, ingénieur, place Canteloup. 20
Ve Porché, 121, rue Mouneyra. 20
Ve Balège, 65, cours Balguerie-Stuttenberg 20
Dormoy, négociant, député de la Gironde 20
Joseph Priou, gagt du gros lot à Rebenas (Basses-Pyrénées). . . 20
Rodberg, directeur de la Ce du gaz de Bordeaux 20
Descas père et fils et Ce, négts en vins, 5, quai de Paludate . . . 20
Société générale, 14, cours de l'Intendance. 20
Société des Cache-Poussière, 186, r. François-de-Sourdis 20
Chaumet, député de la Gironde 20
Treyeran frères, négociants en vins, 30, quai des Chartrons. . . 20
H. Thompson et fils, négts en vins, 83, quai des Chartrons . . . 20
Audinet et Buhan, négociants en vins, 2, quai des Chartrons . . 20
Mme Henri Duprada, rentière, 18, rue du Temple. 20
E. Béguey, négociant en mercerie, 85, cours Victor-Hugo . . . 20
Laurent Sens, agent de change, 44, place Gambetta. 20
Houneau, négociant, 46, rue Capdeville 20
L. Meynieu et Ce, fabts de capsules, 22, cours Saint-Médard. . . 20
H. Kehrig, négt d'outils agric. et vinic., 43, rue Notre-Dame . . 20
G. Paillière, négociant en vins, 84, quai des Chartrons. 20
Auguste Barroussel, négt en chaussures, 79, rue des Ayres . . . 20
F. Faugère, notaire, 131, cours Victor-Hugo 20
P.-L.-A. Chaumette, négt en nouveautés, 17, place Gambetta . 20
Dr Lagrange, oculiste, 1, rue d'Enghien 20
Ve Garres jeune et fils, conserves aliment., 120, r. de Bayonne . 20
Maison du Dr Pillet, Beef Lavoix à Paris 20
Lamoré, pharmacien, 5, chemin de Pessac. 20
R. C. Müller et Ce, négts comres, 38, cours du Chapeau-Rouge . 20
Ernest Cahen, gérant du Petit-Paris, 15 cours de Tourny . . . 20
Société française de construct. électriques, 46, all. de Tourny . 20
Société l'Agence Havas, place de la Comédie. 20
Dr Guéman, spécialiste, 26, cours de Tourny. 20
Ducos-Sarrat et Ce, vidanges, 36, cours de Tourny 20
Besse, Neveu Cabrol, négts en vins, 9, allées de Chartres 20
Dr Piéchaud, 18, rue Porte-Dijeaux 20
Édouard Southard et fils, 125, quai des Chartrons (négts vins) . 20

A. Figuier, professeur de chimie, 17, place des Quinconces. . . 20

Général de Traversay, 6, rue du Palais-Gallien. 20

E. Balège et Chariau, négts en vins, 65, cours Balguerie 20

J.-B. Clastres, négociant en vins, 36, rue Vital-Carles 20

Dr Etchebarne, 14, rue Blanc-Dutrouilh 20

Général Rollet, 5, rue de Sèze. 20

P. Ortal, ses fils et Lagueyte, entreprs de travaux, 13, r. Boudet. 20

Tournon et Ce, négociants, 10, rue Boudet. 20

Veuve E.-Jles Conilh de Beyssac, rentière, 18, rue Boudet. . . . 20

Journal *Le Nouvelliste*, 43, rue Porte-Dijeaux. 20

M. Cathala, notaire, 10, cours du Jardin-Public. 20

A. M. de Pontaut, négociant en vins, 94, r. Camille-Godard . . 20

Dr Bégouin, 6, cours du Jardin-Public. 20

A. David-Léon, avocat, 27, cours du Jardin-Public 20

G. Dalidet et Ce, négts. cons. aliment., 185 *bis*, cours d'Espagne. 20

Grands Magasins des Dames de France, 19, rue Ste-Catherine. . 20

Mlle Pierre Bosc, 7, cours du Chapeau-Rouge 20

P. et J. Piganeau, banquiers, 4, rue Esprit-des-Lois 20

Cazalet et fils, négociants en vins, 40, rue Régnier. 20

Barbary de Langlade, rentier, 8, rue Lafayette 20

Th. Fulchi, notaire, 18, allées d'Orléans 20

Denis frères, armateurs, 28, allées d'Orléans 20

Dubosq et Beauvais, négociants en bois, 9, place Richelieu. . . 20

E. Bijeon, représt de commerce, 7, rue Lafayette 20

James Moss et Ce, agts généraux maritmes, 19, allées de Chartres. 20

J. Delmas et Ce, armateurs, 46, rue de Ruat 20

A. de Santa-Colona, consul argentin, 7, rue Lafayette 20

Gaston Borie, négociant en vins, 16, rue Ferrère 20

De Robert, négociant en quincaillerie, 29, quai de Bourgogne . 20

J. Bordes, courtier, 37, quai de Bourgogne. 20

R. Soustre et E. Faure, courtiers, 37, quai de Bourgogne . . . 20

Syndicat du commerce de la morue, 2, c. d'Alsace-et-Lorraine. 20

Ernest Giret, négociant en vins, 44, rue de La Teste. 20

Produit d'une collecte à une réunion de la Médoquine. 16

J.-C. Lanusse, administrateur des hospices, 4, rue Gouvion . . . 15

Dr de Nabias, doyen de la Faculté, 17 *bis*, rue Porte-Dijeaux . . 15

A. Rousseau, négociant en vins, 23, rue Chauffour 15

Ad. Mesnard et fils, bijouterie, 14, place Gambetta 15

Tavernier, dirr de la Société de torréfaction, 122, rue Achard. . 15

Franck-Dalbusset, négt en bois, 113, cours d'Alsace-et-Lorraine. 15

G. Astruc, vice-consul de Belgique, 2, r. du Château-Trompette. 15

Valère, président de Chambre, 20, rue Ferrère 15

Dr Vergely, 3, rue Guérin. 15

Thierry et Sigrand, G[d] magasin de confection, 108, c. d'Alsace. 15
Paul Maxwell, avocat, 44, rue Vital-Carles 15
L'Avenir National, compag[ie] d'assurances, 23, r. Vital-Carles. . 15
Leclerc, entrep[r] de menuiserie, 4, rue d'Enghien 15
D[r] Gyoux, 64, rue Fondaudège 15
Holagray et fils, métaux, 10, cours Victor-Hugo. 15
Veuve Debotas, rentière, 51, cours d'Alsace-et-Lorraine 15
Magasins de la Dame Blanche, 105, cours Victor-Hugo. 15
Mornier, négociant en bijouterie, 1, rue Sainte-Catherine . . . 15
Hubert, parfumerie, 30, allées de Tourny 15
J. Tessandier, agent de change, 11, place des Quinconces. . . . 15
Daniel Dupré, avoué, 2, place des Quinconces 15
Veuve Levillier, rentière, 17, place des Quinconces 15
Consul de Russie, 7, rue Lafayette 15
Claverie et Jabet, courtiers, 8, cours de Gourgue 15
De Pelleport-Burète, rentier, 8, place du Champ-de-Mars . . . 15
Arbez, pharmacien, 24, cours d'Aquitaine. 15
Poulléau, gén[al] de div., com[t] le 18e corps d'armée, r. Vital-Carles. 10
Veuve Loubet, rentière, 28, rue Dauphine. 10
Bizos, recteur d'Académie, 29, cours d'Albret. 10
Dr Mongour, 18, rue Gaspard-Philippe. 10
Cassezon et Baronnet, arrimeurs, 1, cours du Chapeau-Rouge . 10
Banque Broquart, 25, cours de l'Intendance 10
Thibaudeau, avoué, 17, cours de Tourny. 10
Émile Borie, négociant en vins, 23, cours du XXX-Juillet . . . 10
Dr Lanelongue, 24, rue du Temple 10
Henri Gradis, 1, rue de Condé. 10
J.-E. Baguès, propriétaire, 255, cours de Bayonne. 10
Dr Bertrand, dir[r] de l'École de médecine navale, 145, c. St-Jean. 10
J.-C. Monpillier, boucher, 12, place des Capucins 10
Henri Sébilleau, boucher, 2, rue Jean-Jacques-le-Bel 10
F. Lamothe, facteur municipal, 47, rue de Bègles. 10
Dr Mlle Belly, 27, rue Monadey. 10
Dubos, rentier, au Pont-de-la-Maye 10
Thébau et Tessandier, raffineurs, 9, rue du Moulin 10
A. Calès, entrepositaire des tabacs, 165, route de Bayonne . . . 10
Faugas, juge, 12, cours d'Aquitaine 10
Esquerré fils, bijoutier, 42, place Gambetta. 10
Dubois et Mendiondo, hôtel du Chapon Fin, r. Montesquieu . 10
Boyer, directeur du Grand-Théâtre, place de la Comédie . . . 10
Mme Rambeau, rentière, 11, allées de Tourny. 10
Jules Garric, banquier, 3, rue Esprit-des-Lois. 10
Veyrier-Montagnères, agent de change, 40, allées d'Orléans . . 10

Le Proviseur du Lycée, 110, cours Victor-Hugo 10
Maison Gompel de Paris-Bordeaux, 146, cours Victor-Hugo . . 10
Cadène, président du Consistoire, 3 *bis*, rue Bardineau. 10
Isaac-Lévy, grand rabbin, 113, rue Sainte-Catherine. 10
Roger Cavalier, négociant en vins, 25, rue Rochambeau 10
Firmin Dubos, nég[t] en bois de merrains, 35, r. Esprit-des-Lois. 10
J. Gachet, négociant en vins, 103, quai des Chartrons 10
Lucien Lanusse, négociant en quincaillerie, 42, cours d'Albret. 10
H. Faucher, pharmacien, 71, cours d'Albret 10
Dr Sauvaistre, 138, quai des Chartrons. 10
Paul Bonifas, conseiller du com. extér[r], 78, quai des Chartrons. 10
Leperche et Damade, courtiers, 30, cours du Pavé-des-Chartrons. 10
Veuve Célérier et fils, nég[ts] en vins, 24, cours du Médoc 10
Bayssellance, ingénieur, ancien maire, 84, rue de Saint-Genès . 10
Duprat et Durand (conserves alim[res]), r. de Cronstadt, à Talence. 10
D. F. Baladier, propriétaire, 210, chemin de Pessac 10
Frédéric Merle, 86, rue Judaïque 10
Édouard Lutard, 41, rue Capdeville 10
H. Quignaux, comptable, 12, allée de Boutaut 10
G. Cardes, ingénieur, 23, quai de Queyries. 10
Rousseau, négociant en quincaillerie, 44, rue Borie 10
P. Coupil, ag[t] gén., Comp[ie] d'ass[ces] « le Nord », pl. des Quinconces. 10
Hubert, denrés coloniales, chemin de Labarde 10
Léonce Carde, mécanicien, 16, rue du Temple 10
Servan, bijoutier, 2, place Gambetta. 10
Lacaze et Larqué, nouveautés, 40, place Gambetta 10
A. Pugin, bijoutier, 44, place Gambetta 10
Manuel, déménageur, 24, place Gambetta 10
J. Lopes-Diaz, armateur, 28, place Gambetta. 10
Mme H. Dircks, rentière, 23, cours du Médoc 10
J. Lisle, cond[r] des travaux de chem. de fer, 42, pl. Gambetta. . 10
Bijon, négociant en vins, café, 43, rue Saint-Genès 10
G. Olivier, chaussure sans coutures, 5, cours de l'Intendance. . 10
Creuzan, instruments de chirurgie, 47, cours de l'Intendance . 10
Maison Raoul, chaussures, 7, cours de l'Intendance. 10
L. Moreau, 7, cours du Chapeau-Rouge 10
A. Rietmann et Ce, négociants, 14, cours du Chapeau-Rouge. . 10
J. Leuret, notaire, 15, cours du Chapeau-Rouge 10
A.-Ch. Colson et Ce, ag[ts] d'émigration, 12, c. du Chapeau-Rouge. 10
Ch. Jougla et Brunet, courtiers, 20, cours du Chapeau-Rouge . 10
L. Colombier fils, courtier, 8, cours du Chapeau-Rouge. . . . 10
Rosset, notaire, 20 *bis*, rue Mably 10
G. Arnozan, pharmacien, 40, allées de Tourny. 10

Th. Skavinski, raffinerie de soufre, 38, c. du Chapeau-Rouge. . 10
Mme J. L'Huillier, robes et manteaux, 20, cours de l'Intendance. 10
Dr Rondot, 38, cours de Tourny. 10
Capot, produits chimiques, 11, rue de Pessac. 10
Veuve Louis Peter, Gd Hôtel de France, 9, r. Esprit-des-Lois . . 10
Veuve Gergonne, antiquités, 29, cours de Tourny. 10
Chavanet, comre-courtier, 5, place de Tourny. 10
Albert Dourthe, courtier en cafés, 59, cours de Tourny 10
Société nouvelle du Café de Bordeaux, 4, pl. de la Comédie . . 10
Veuve A. Bourgès, rentière, 15 *bis*, cours du XXX-Juillet . . . 10
E. Mallet fils aîné, vins, tabacs, 28 *bis*, cours du XXX-Juillet . . 10
Dr Villard, 9, rue Castillon 10
Dr Cayla, 55, rue Sauteyron. 10
Journu fres, Kappelhoff et Ce, négts vins, 34, q. de Bacalan. . . 10
Société du Restaurant et Café Gobineau, allées de Tourny . . . 10
Ferdinand Petit, marchd de bois de merrains, 246, c. Balguerie. 10
Dr Rival, 48, cours de l'Intendance 10
E. Paris et Damas, vins, 32, quai de Bacalan 10
Veuve Sorbé, rentière, 45 cours du XXX-Juillet. 10
Marquis de Traversay, commt en retraite, 43, place Gambetta . 10
Claverie et Jabet, courtiers, 8, cours de Gourgue 10
Dr Auché, 6, rue Vital-Carles. 10
Mme Ve Joseph Prom, rentière, 7, cours de Gourgue. 10
Consul d'Angleterre, 18, rue Blanc-Dutrouilh. 10
Gabriel Rolland, propriétaire, 6, cours de l'Intendance 10
Nazat, négociant en chaussures, 224, cours de Toulouse 10
Forgues frères, fabricant de balais, 29, r. des Augustins 10
Saint-Vidal et de Chérivit (Assurces générles), 12, c. de Tournon. 10
Dr Bénech, rue Esprit-des-Lois. 10
G. Laffargue, greffier-secre des Prud'hommes, 20, rue Guiraude. 10
Camille Jullian, professeur 10
Fromaget, docteur-médecin, 7, rue Boudet 10
Japy frères et Ce, quincaillerie, 16, rue Blanc-Dutrouilh 10
A. Labrunie, négociant en vins, 3, rue de Sèze 10
J. Dumora, chirurgien-dentiste, 5, rue Boudet 10
Dr Sengesse, 9, rue Boudet 10
Vianne-Lazare et Talandier, négts en vins, 67, r. Camille-Godard. 10
Eyrignoux J. et fils, négociants en vins, 63, r. Camille-Godard. 10
Tourniol-du-Clos, conservr des hypothèques, 14, rue Poitevin . 10
Gley, conservateur des hypothèques, 14, rue Poitevin 10
Vergne, conservateur des hypothèques, 14, rue Poitevin. . . . 10
Veuve Bradley, rentière, 27 *bis*, cours du Jardin-Public 10
Frédéric Louiset, liqueur Bénédictine, 108, c. du Jardin-Public. 10

Léon-Louis Adrien, 14, cours du Jardin-Public 10
Mlle Charroppin, rentière, 6, rue de Condé 10
Bignet et Ce, agents d'assurance, 13, rue d'Orléans 10
Montauban et son fils Augé, négts armatrs, 2, r. Lafayette . . . 10
Clatz et Schwabe, négociants. courtage, 10, allées d'Orléans . . 10
Chargeurs Réunis, Compe de navigation, 2, place Richelieu . . 10
F.-A. Limousin, ingénieur, 8, place Richelieu 10
Henri Ferrière et Bidard, courtiers, 21, rue Foy 10
Société des grands vins français, 15, allées de Chartres 10
A.-C. Le Quellec et fils, armateurs, 33, allées de Chartres . . . 10
Boulineau, président honoraire, 5, rue Foy 10
Meyer et Ce, Assurces maritimes, 9, rue Foy 10
Lichtwitz et Ce, courtiers, vanille, vins, 43, rue Foy 10
Bégouëm Jacques, 11, rue Vauban 10
Dr Monod, 19, rue Vauban 10
Compagnie d'assurances « Royal », 22, allées d'Orléans . . . 10
Munzer et fils, courtiers en vins, 12, rue Ferrère 10
Mme veuve Angliviel de la Beaumelle, rentière, 12, r Ferrère . . 10
Dr Rocas, 19, rue Vital-Carles 10
Dr Barraud, 35, rue Ferrère 10
L. Lung, de la maison Eschenauer et Ce, 9, allées de Chartres . 10
J. Freyret, courtier en vins, 7, quai Louis-XVIII 10
Amédée Oliveau fils, papeterie, 7, quai de la Douane 10
J. Hudson et Ce, charbons, 17, quai Louis-XVIII 10
Henri Bordes, courtier, 6, quai Louis-XVIII 10
André Prévot, courtier en grains, 34, quai de Bourgogne . . . 10
Birly et Labat neveu, rouennerie, 8, place du Palais 10
Béraud et Sudreau et Ce, métaux, 9, cours d'Alsace-et-Lorraine. 10
Grand Bazar de Bordeaux, 90, cours d'Alsace-et-Lorraine . . . 10
A. Privat, propriétaire, 75, cours d'Alsace-et-Lorraine 10
Saubies frères, chaussures, 12, rue des Portanets 10
Dr Dupont, 10, place Pey-Berland 10
Dr Belzer, 13, place Pey-Berland 10
Veuve Lavertujon, rentière, 12, rue Castillon 10
Saint-Martin, orthopédiste, 116, cours d'Alsace-et-Lorraine . . 10
Anonyme, 11, rue Vital-Carles 10
Dr Cabannes, 17, rue Vital-Carles 10
Montazeau, agent de change, 9, rue Vital-Carles 10
Capeyron, directeur de la Caisse d'épargne, 53, rue des Trois-Conils 10
G. Fournier, marchand de repasse, 31, rue Ausone 10
Escatafal et Espagne, courtiers, 3, rue Porte-des-Portanets . . . 10
J. Briol, huissier, 11, rue Chai-des-Farines 10

Pouyanne, afficheur, 10, place du Parlement. 10
Coutaut et Garres, com[res] huiles, vins, 3, rue Boudet 9
Dr Martin, oculiste, 13, cours Tourny. 9
Lacote-Chamayou, menuisier, 86, cours du Médoc 8
Poireaudau fils et Ce, nég[ts] en vins, 9, rue Blanquefort. 8
Motelay, notaire, 8, cours du XXX-Juillet. 8
Dr J. Woolonghan, 84, rue de la Trésorerie 8
Boiteau et Rigaud, métaux, 1, place du Palais 8
Ve Fleurant, rentière, 95, cours d'Alsace-et-Lorraine. 8
Maxilien, commissaire priseur, 30, rue Vital-Carles 8
C. Barthe, café Oriental, 14, place d'Aquitaine 7
Mme Baze, rentière, cours de l'Intendance 7
Paul Sabe, bijoutier, 10, allées de Tourny 7
G. Pelletier, agent d'affaires, 5, cours de l'Intendance 7
Tanchon, huissier, 2, rue d'Orléans. 7
Edouard Paupelin, consignataire, 15 *bis*, allées de Chartres. . . 7
Bahan frères, toilerie, 17, place du Palais. 7
Louis Boireau, courtier, 60, quai de Bourgogne. 7
H. Destin, rentier, 1, rue Ravez. 7
J. Moussié, C[e] de transports, 44, rue Ausone 7
Frank Bonnet, chirurgien-dentiste, 35, cours du XXX-Juillet . 6
G. Martinot-Dubarry (bijouterie), 32, cours de l'Intendance . . 6
Charles Delarue, consul de Serbie, 48, rue Ferrère 6
Le Lorrain, général command[t] le 18e corps, rue Vital-Carles . . 5
Boucher, pharmacien, à Arès (Gironde) 5
Ed. Bazin, pharmacien, 9, cours Victor-Hugo. 5
Barboulanne, rentier, 7, place Amédée-Larrieu 5
Anonyme. 5
Mme Lasserre, rentière, 4, quai de Queyries 5
Clément Belloc, conseiller municipal, 4, quai de Queyries . . . 5
H. Grenouillou, clerc de notaire, 225, rue de Turenne. 5
Institut des Frères de Jean-Bap[te] de La Salle, 160, r. St-Genès . 5
Curé de Saint-Martial, place Saint-Martial 5
L. Raymond aîné et Ce, 57, boulevard de Caudéran 5
J. Marcon, gérant de la Maison Modèle, 123, cours d'Alsace. . . 5
Emmanuel Achard, vins, 139, quai des Chartrons. 5
Anonyme, 64, quai des Chartrons 5
Dr Cassaët, 5, place Gambetta. 5
J. Tramassard, rentier, 22, chemin de la Béchade. 5
Pierre Ameuil, nouveautés, 22, cours de l'Intendance 5
J. Jouclas et Ce, négociants, 16, cours du Chapeau-Rouge . . . 5
André Barreau, papeterie, 10, cours du Chapeau-Rouge 5
Valiente et Ce, com[res] en cafés, 14, cours du Chapeau-Rouge . . 5

L. Malbos, dir[r] d'assurances, 26, cours du Chapeau-Rouge . . . 5
Louis Pascault, huissier, 22, cours du Chapeau-Rouge 5
Lespagnol Ernest, pâtisserie, 34, allées de Tourny. 5
F. Lecomte, carrossier, 20, cours de Tourny 5
G. Boissière, huissier, 15, cours de Tourny 5
Dr Claoué, 34, cours de Tourny 5
Émile Coiffard, transitaire, 32, cours de Tourny 5
Besner-Remkler, photographe, rue Sainte-Catherine 5
Edmond Faure, voyag[r] de com., hôtel Français, r. du Temple . 5
G. Requillard et fils, négociants, 40, rue Saint-James 5
C. Adet, armateurs, 10, place des Quinconces. 5
Protot, juge, conseiller honoraire, 9, cours de Gourgue 5
A. Philipini, rentier, 28, cours du Pavé-des-Chartrons 5
Frimbel, hôtel Métropole, 23, rue de Condé 5
G. Bergès et Ce, négociants en vins, 5, rue Foy 5
Humbert Balguerie, courtier marit[me], 4, place Richelieu. . . . 5
Arthur Barreyre, courtier en vins, 10 *bis*, rue Vauban. 5
Branet, secrét[re] gén[al] de la Préfecture, r. Esprit-des-Lois 5
Preaut et Gautier, rouennerie, 3, place du Palais 5
Anonyme, 52, cours d'Alsace-et-Lorraine. 5
Ve Gombaud, rentière, 102, cours d'Alsace-et-Lorraine. 5
A. Esquiros, photographe, 124, cours d'Alsace-et-Lorraine . . . 5
Lejoindre, général de division, 122, rue Saint-Genès. 5
H. Thomas, arbitre de commerce, 15, rue Vital-Carles. 5
Anonyme, 8, rue Ravez. 5
H. Habasque, avocat, 11, cours du XXX Juillet 5
Dr Réjou, 45, rue Vital-Carles. 5
Pelletier, négociant en bois, 18, rue Vital-Carles. 5
Ve Louis Lande, rentière, 40, rue Vital-Carles 5
Mme Gaudin, propriétaire, 12, rue de Rohan 5
Dr Lafon-Oré, 2, place Rohan 5
Aimé Delpuch, dragueur, 14, quai de la Monnaie 5
E. Rivière, rentier, 7, quai Sainte-Croix 5
Feuillant-Cousin, négociant en vins, 23, quai de Brienne . . . 5
Adolphe Bru, négociant en vins, 17, quai de Brienne 5
Dr Guillemain, 62, rue Furtado 5
Reynaud, rentier, 3, rue Beauducheu 5
Dussumier, com[t] en retraite, 41, rue Saint-Vincent-de-Paul . . 5
Daran frères, court[rs] en best[x], 18, rue Saint-Vincent-de-Paul . . 5
Arnaud, fondeur, 37, rue Tauzia 5
Castex et Musseau, négociants en chiffons, 47, r. Tauzia. . . . 5
Lamaignière, métaux, 28, rue Peyronnet. 5
Jules Labayle, armateur (vins, rhum), 82, r. Sainte-Croix . . . 5

Subervie, négociant en vins, 161, rue Pelleport. 5
Bordes de Fortages, propriétaire, 86, rue Billaudel 5
Maisonnave, pharmacien, 259, route d'Espagne. 5
Raoul Ardouin, facteur à la criée, 8, place des Capucins 5
L'abbé Girardin, sup[r] du grand séminaire, rue du Hamel . . . 5
Dr de Lagoanère, 64, rue de Bègles 5
Pérau, boulanger, 172, rue de Bègles 5
Dr Laffargue, 169, rue de Bègles 5
E. Bétous, rouennerie, 6, route d'Espagne. 5
Rouyet et Boyer, 131, route de Toulouse 5
Edouard Zappa, nég[t] en métaux, 218, route de Toulouse. . . . 5
V[e] du colonel Laussu, rentière, 240, route de Toulouse. 5
Violette, 308, route de Toulouse. 5
Vincent Sens, 306, route de Toulouse 5
A. Petit fils, rentier, 9, rue de Grassi 5
L. Girard, cuirs, peaux, 143, rue de Kater 5
Laporte, usine du Moulin d'Ars, biscuits, 470, r[te] de Toulouse . 5
J. Fontanille-Oklé, négociant en vins, 201, route de Bayonne. . 5
Edouard Saulière, 71, rue Saint-Genès. 5
Dr Guyot, 86, rue Saint-Genès 5
Ve Beau, rentière, 206, rue Saint-Genès 5
Ve Lancelin, rentière, 106, rue Saint-Genès. 5
Jules Jacquemet, 21, rue de Berry. 5
Lessance rentier, 1, rue de Pessac 5
Grédy-Gineste et Ce, vins, 131, quai des Chartrons. 5
Paul, ingénieur, 93 *bis*, rue de Pessac 5
Dr Milliès-Lacroix, 18, rue Gaspard-Philippe 5
A[le] Monmayou, docteur-médecin, 182, rue de Pessac 5
G. Gaillard, propriétaire, 211, rue de Pessac 5
Castagnet, maître de chai, 237, rue de Pessac. 5
Dr Lebœuf, 2, chemin de Pessac. 5
Elie Domilhet et sa famille, 19, place Amédée-Larrieu. 5
H. Courbu et fils, entrep[rs] de peint[re], 43, rue de Strasbourg . . 5
Boyer frères, spécialité de pesage, 15, pl. Amédée-Larrieu . . . 5
Ve Wolff, propriétaire, 9 *bis*, rue de Ségur 5
E. Martin, négociant en bois, 12, rue des Treuils 5
A. Bezineau, entrepreneur, 23, rue des Treuils 5
Dr Buard, 29, rue de Lamouroux 5
A. Bonnefon, juge de paix, 15, rue du Tondu 5
Lacote, débit de tabac, 53, rue du Tondu. 5
J. Massé, propriétaire, 25, rue Chabry 5
Sieutat, propriétaire, 28, rue de Talence 5
Labadie frères, négociants en vins, 60, r. de l'Ormeau-Mort . . 5

Armand Feuillerat, négociant en vins, 35, r. de l'Ormeau-Mort. 5
Fernand Roy, 35 *bis*, rue de Landiras. 5
Veuve Rabion, rentière, 79, rue de Belfort 5
Georges Darricoux (nég[t] bitter), 25 *bis*, rue Belleville. 5
Dr Olivier, 26, rue Louis-Mie 5
Polack, commis pr[l] des contrib[ons] ind[tes] retraité, 71, r. Mouneyra. 5
Chanvril frères, marchands de chevaux, 37, rue Lecocq 5
Albert Krieger, propriétaire, 33, rue d'Ornano 5
Décamp et Rubichon (scierie mécanique), 147, r. d'Ornano. . . 5
Léon Ciroux, entrepreneur de peintures, 16, rue d'Arès 5
Thamin, recteur de l'Académie, 29, cours d'Albret 5
G. Lacouture, 283, boulevard de Caudéran. 5
Dr A. Dubreuil, 222, rue Croix-de-Seguey 5
Dr E. Cadenaule, 34, rue Croix-de-Seguey 5
E.-A. Delboy, conseiller général, 86, rue de Pessac. 5
Dr Brial, 168, rue François-de-Sourdis 5
Bernadotte percepteur, 192, rue François-de-Sourdis. 5
Dr Sarrabezolles, 56, cours d'Aquitaine. 5
Daniel Brune, docteur en droit, 72, cours d'Aquitaine. 5
H. Barckhausen, avocat agrégé, professeur, 72, c. d'Aquitaine . 5
Descrambe, entrepreneur, 63, cours d'Albret. 5
Dr Méchain, 101, cours d'Albret 5
Veuve Pichon, rentière, 46, cours d'Albret 5
Arnold Bousquet, pharmacien, 8, rue Sainte-Catherine. . . . 5
Mme veuve G. Müller, libraire, 98, rue Sainte-Catherine 5
Ferrand, avoué, 112, rue Sainte-Catherine. 5
Joseph Robert, négociant, 309, boulevard de Talence 5
Bastient Llaguet, pharmacien, 164, rue Sainte-Catherine . . . 5
Dalbusset, nég[t] en vins, 118, cours d'Alsace-et-Lorraine 5
Dr Guichard, 32, cours de l'Intendance. 5
Berlitz School, professeurs, 46, cours de l'Intendance 5
Dr Venot, agrégé, 6, cours Tourny. 5
Duhau, notaire, 20, cours de Tourny 5
Mme G. Rajon, professeur, 34, cours de Tourny 5
Baudry-Lacantinerie, professeur, 52, cours de Tourny. 5
Mme Pierre Maurel, 21, cours du XXX-Juillet. 5
Vignerte, avoué, 26, cours du XXX-Juillet 5
Ader, chirurgien-dentiste, 2, cours de Gourgue. 5
Fourgous, nég[t] en charbons, 13, cours de Tournon 5
Frédérico-Peiffer et Ce, courtiers, 13, cours de Tournon 5
Henri Lascalle, propriétaire, 4, rue Boudet. 5
Mme Gaudin, propriétaire, 2, r. Boudet. 5
Plédy, avocat général, 25 *bis*, cours du Jardin-Public 5

Veuve Bradley, rentière, 25, cours du Jardin-Public. 5
C. Goenaga et Ce, vins, 46, cours du Jardin-Public 5
Le Consul d'Allemagne, 28, rue Boudet 5
C. Mouraille, rentier, 32, cours du Jardin-Public 5
Dr Peyre, 71, cours du Jardin-Public 5
Les fils Charret, négociants en charbons, 1, r. Esprit-des-Lois . . 5
G. Nairac, rentier, 70, cours du Jardin-Public. 5
Société génle des vidanges et engrais, 7, rue Esprit-des-Lois. . . 5
Génié, propriétaire, 8, rue Lafayette. 5
B. Lamarque (messageries), 9, rue Lafayette 5
A. Maurer, courtier, 16, allées d'Orléan s. 5
L. Dabas, professeur au Lycée, 63, allées Damour. 5
Dr Chaudeborde, cours d'Albret. 5
H. Chaumel, rentier, 41, allées de Chartres 5
G. Jutard, droguerie, peinture, 21, rue Foy 5
Landreau fils, négociant en vins, 36, rue Ferrère 5
André Prévot, courtier en grains, 34, quai de Bourgogne . . . 5
Leydet, courtier, 44, quai de Bourgogne. 5
Oscard Got, courtier, 47, quai de Bourgogne 5
Raimond Michel, rentier, 44, quai de Bourgogne 5
Auguste Vincent, armateur, 7, rue Chai-des-Farines. 5
Domer et Garet, grains et farines, 18, c. d'Alsace-et-Lorraine. . 5
Grands magasins du Louvre, 96, cours d'Alsace-et-Lorraine . . 5
Weil frères, négociants en cuirs et peaux, 27, rue du Hautoir. . 5
Lafaye, dépositaire, 27, rue de la Rousselle. 5
Grands Magasins de la Belle Jardinière, 4, cours de l'Intendance. 5
Alfred Doux, droguerie, 74, rue de la Rousselle 5
Camille de Mensignac, conservr de Musées, 19, c. Victor-Hugo . 5
Dr C. Martin, 30, cours Victor-Hugo 5
Mirau, Compe bordse des fourneaux à gaz, 78, c. Victor-Hugo. . 5
J. Marbot, négociant en chaussures, 88, c. Victor-Hugo 5
Compagnie bordse des produits chimiques, 106, c. Victor-Hugo . 5
Astié et Duc, mercerie, 28, cours Victor-Hugo 5
Veuve G. Escalère (maison Dorée), 134, cours Victor-Hugo . . . 5
Vincent Sens (maison Rophé), 136, cours Victor-Hugo 5
Dr Beausoleil, 2, rue Duffour-Dubergier 5
Bouthet de Genetière, avocat, 10, rue Duffour-Dubergier . . . 5
Veuve Azam, rentière, 14, rue Vital-Carles. 5
Mlle L. Renaud, 219, rue du Meuil, Asnières 5

Bordeaux. — Imp. G. Gounouilhou, 9-11, rue Guiraude.

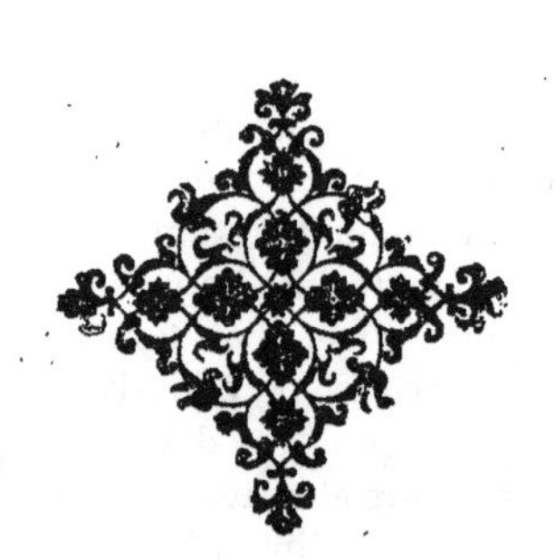

www.ingramcontent.com/pod-product-compliance
Lightning Source LLC
LaVergne TN
LVHW050500160826
845677LV00003B/851

9782329659350